BEI GRIN MACHT SICH IHR WISSEN BEZAHLT

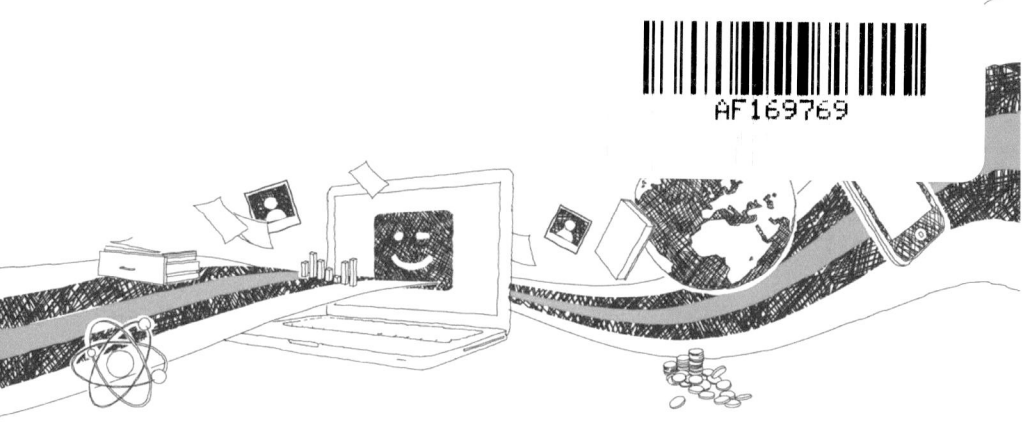

- Wir veröffentlichen Ihre Hausarbeit, Bachelor- und Masterarbeit

- Ihr eigenes eBook und Buch - weltweit in allen wichtigen Shops

- Verdienen Sie an jedem Verkauf

Jetzt bei www.GRIN.com hochladen und kostenlos publizieren

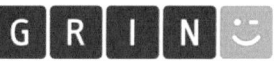

Bibliografische Information der Deutschen Nationalbibliothek:

Die Deutsche Bibliothek verzeichnet diese Publikation in der Deutschen Nationalbibliografie; detaillierte bibliografische Daten sind im Internet über http://dnb.d-nb.de/ abrufbar.

Dieses Werk sowie alle darin enthaltenen einzelnen Beiträge und Abbildungen sind urheberrechtlich geschützt. Jede Verwertung, die nicht ausdrücklich vom Urheberrechtsschutz zugelassen ist, bedarf der vorherigen Zustimmung des Verlages. Das gilt insbesondere für Vervielfältigungen, Bearbeitungen, Übersetzungen, Mikroverfilmungen, Auswertungen durch Datenbanken und für die Einspeicherung und Verarbeitung in elektronische Systeme. Alle Rechte, auch die des auszugsweisen Nachdrucks, der fotomechanischen Wiedergabe (einschließlich Mikrokopie) sowie der Auswertung durch Datenbanken oder ähnliche Einrichtungen, vorbehalten.

Impressum:

Copyright © 2013 GRIN Verlag
Druck und Bindung: Books on Demand GmbH, Norderstedt Germany
ISBN: 9783668622852

Dieses Buch bei GRIN:

https://www.grin.com/document/384289

Oliver Seebass

Initiierung einer Organisationsentwicklung im Medizinischen Versogungszentrum

GRIN Verlag

GRIN - Your knowledge has value

Der GRIN Verlag publiziert seit 1998 wissenschaftliche Arbeiten von Studenten, Hochschullehrern und anderen Akademikern als eBook und gedrucktes Buch. Die Verlagswebsite www.grin.com ist die ideale Plattform zur Veröffentlichung von Hausarbeiten, Abschlussarbeiten, wissenschaftlichen Aufsätzen, Dissertationen und Fachbüchern.

Besuchen Sie uns im Internet:

http://www.grin.com/

http://www.facebook.com/grincom

http://www.twitter.com/grin_com

Fallaufgabe

Organisation und Organisationsentwicklung

P-ORGAM01-XX1-K03 - 0609 K03

03.03.2013

Erstellt von:
Oliver Seebass

Inhaltsverzeichnis

1	**Initiierung einer Organisationsentwicklung im Medizinischen Versorgungszentrum (MVZ)**	1
1.1	Die Organisation	1
1.2	Vorschlag zum Vorgehen	3
2	**Innovationscharakter der OE im MVZ**	6
2.1	Produktinnovation	6
2.2	Verfahrensinnovation	6
2.3	Strukturelle Innovation	7
2.4	Soziale Innovation	7
3	**Teamkonstitution**	8
	Literaturverzeichnis	xi
	Abbildungsverzeichnis	xi

1 Initiierung einer Organisationsentwicklung im Medizinischen Versorgungszentrum (MVZ)

Erarbeiten Sie einen Vorschlag, wie das geschehen kann und was Sie dabei berücksichtigen müssen[...].

Bereits in der Aufgabenstellung wird festgelegt, dass es sich bei der Einführung von Qualitätsmanagement (QM) um einen Prozess handeln soll, der zur Weiterentwicklung des MVZ beiträgt. Da das Qualitätsmanagement auch werbewirksam eingesetzt werden soll, ist eine Zertifizierung anzustreben; einschlägig ist hier die Zertifizierung nach der internationalen Norm DIN EN ISO 9001. Das Wesen des Qualitätsmanagements ist es, Prozesse nachvollziehbar zu definieren und messbar zu machen. Damit hat die Einführung des Qualitätsmanagements unmittelbaren und wesentlichen Einfluss auf die Gesamtorganisation des MVZ. Die Durchführung einer Organisationsentwicklung (OE) liegt also nicht nur nahe, sie ist dringend geboten und sicher ein Faktor, der den Erfolg des Gesamtprojektes maßgeblich mitbestimmt.

Wie ist nun vorzugehen, um die OE strukturiert durchzuführen? Die Vorgehensweise unterscheidet sich zunächst nicht von der anderer Veränderungsprozesse. Es ist zunächst eine Analyse, dann eine Planung durchzuführen. Es folgt die Umsetzung und die anschließende Auswertung. Es lohnt sich jedoch, einen Blick auf das Objekt der Bemühungen, nämlich die Organisation, zu werfen. Was ist eine Organisation, und welchen Gesetzmäßigkeiten folgt die Entwicklung (Veränderung) einer solchen?

1.1 Die Organisation

Der Begriff Organisation bezeichnet vordergründig ein geordnetes soziales System[1]. D.h., eine Organisation ist weniger etwas Sachliches als mehr etwas, das durch Menschen geprägt ist, ein soziales Gefüge oder, wie oben bereits benannt, „System".

Nach Freimuth[2] stellt sich Organisation aus dieser Perspektive als offenes, vernetztes, soziotechnisches, selbstregulierendes und autonomes System dar.

Offen ist das System insoweit, als es mit anderen Systemen in wechselseitigen Beziehungen steht, Einflüssen jener ausgesetzt ist und wiederum Einfluss auf andere Systeme ausübt. Unter *vernetzt* ist zu verstehen, dass das System sich in mehrere Subsysteme bis zur Ebene der Systemelemente untergliedert, die jedoch nicht statisch sind, sondern permanent auf Ihre Eignung hin überprüft werden müssen. *Soziotechnisch* bezeichnet das Zusammenspiel zwischen Mensch und Technologie, das im Rahmen öko-

---
1 vgl. Gabler Kompakt-Lexikon Wirtschaft 2010
2 [Fr2012], S. 6 ff.

nomischer Gegebenheiten existieren und funktionieren muss. *Selbstregulierend* ist die Organisation dadurch, dass die Beteiligten aus ihrer Rolle in der Organisation heraus Probleme oder andere Sachverhalte lösen und dabei Muster anwenden, die ebendiese Systemumgebung bereits geprägt haben (selbstreferenzielles System). Der Begriff *autonom* im Zusammenhang mit einer betrieblichen Organisation mag auf den ersten Blick verwirren, folgt jedoch der Theorie, dass das ethisch begründete Recht des Menschen auf Autonomie auch im betrieblichen Rahmen nicht ignoriert werden darf[3], andernfalls wird wertvolles Potenzial der Organisationsmitglieder verschwendet. Douglas McGregor hat in diesem Zusammenhang die so genannte XY Theorie aufgestellt, die im Jahre 1960 revolutionär war, heute jedoch in Teilen der Führungsetagen angekommen ist. Kurz gesagt, ist es der Paradigmenwechsel vom Arbeiter, der „an die Kandarre genommen werden muss", und dem Mitarbeiter, der durch hohe persönliche Freiheit verstärktes Engagement zeigt. Entscheidend aber ist, dass die Führungskraft durch den eigenen Führungsstil darüber entscheidet, welche der beiden Theorien zum Tragen kommt.

Das nachfolgende Schaubild soll dies verdeutlichen.

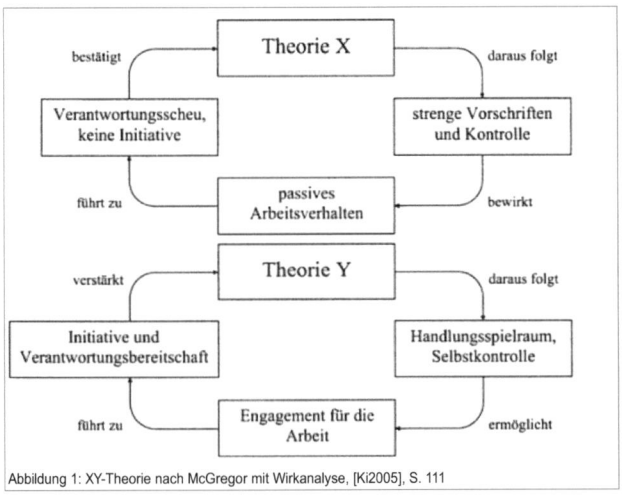

Abbildung 1: XY-Theorie nach McGregor mit Wirkanalyse, [Ki2005], S. 111

---

3 vgl. [McG1960] in [Ki2005], S. 109

Diese Überlegungen haben zu einer sogenannten partizipativen OE geführt, die die Betroffenen zu Beteiligten macht und so Akzeptanz der Veränderungen begünstigt, wenn nicht sogar herstellt.

So bringt Vahs[4] es mit seiner Aufstellung der Erfolgs- bzw. Misserfolgsfaktoren für OE auf den Punkt. Neben im Folgenden behandelten unklaren Zielvorgaben und fehlendem Rückhalt beim Top-Management stehen wesentliche Faktoren mit den Betroffenen im Zusammenhang.

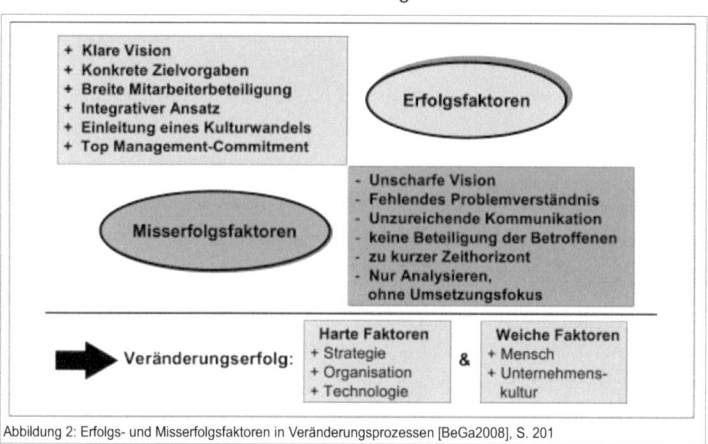

Abbildung 2: Erfolgs- und Misserfolgsfaktoren in Veränderungsprozessen [BeGa2008], S. 201

Mit diesem Ansatz soll das Ziel der OE, nämlich einerseits Verbesserung der Leistungsfähigkeit der Organisation (Effektivität) und andererseits Verbesserung der Qualität des Arbeitslebens (Humanität), erreicht werden[5].

Nachdem analysiert wurde, auf wen der Prozess Anwendung finden soll, folgt nun die Erarbeitung des Vorschlages unter Berücksichtigung der konkreten Elemente.

1.2 Vorschlag zum Vorgehen

Die mit Abstand wichtigste und am häufigsten vernachlässigte Aufgabe zum Projektbeginn ist die Absprache mit dem Auftraggeber (Contracting). Analog zum klassischen Projektmanagement muss auch hier gefragt werden, worum

---

[4] vgl. [Va2007], S. 402 – Bergmann/Garrecht ergänzen die Aufzählung Vahs' noch um die Unterscheidung des Veränderungserfolges nach „harten" und „weichen" Faktoren
[5] vgl. [Ri1994] in [Fr2012], S. 16

es geht, was anders sein soll, wenn der Prozess abgeschlossen ist, Messkriterien, konkrete Ziele usw.

Das primäre Ziel, das mit der Einführung des Qualitätsmanagements erreicht werden soll, wurde im Vorfeld formuliert, nämlich die Erfüllung gesetzlicher Anforderungen unter Berücksichtigung der Einheit bei einem gemeinsamen Leitbild. Einher gehen die unter 1.1 benannten Ziele der OE: Verbesserung der Effizienz und der Humanität.

Nachdem die Abstimmung mit dem Auftraggeber erfolgt ist und die Ziele zweifelsfrei geklärt sind, kann nun mit dem eigentlichen Projekt der Organisationsentwicklung begonnen werden. Freimuth[6] schlägt ein Vorgehen in sechs Phasen vor, deren Ablauf nachfolgend skizziert wird.

In der sog. *Aufwärmphase* geht es darum, die Betroffenen an das Projekt heranzuführen, eine gemeinsame Basis zu schaffen und die Spiel- und Kommunikationsregeln miteinander zu vereinbaren. Wie auch später noch erörtert werden wird, handelt es sich im vorliegenden Fall um eine Unternehmenszusammensetzung, bei der die flache Hierarchie auffällig ist – es sind überwiegend Ärzte beschäftigt, von denen Person A der Geschäftsführer des MVZ ist. Es ist zu vermuten, dass dieser disziplinarisch den anderen Mitarbeitern vorgesetzt ist. Weitere Hierarchiestufen sind nicht erkennbar. Insoweit ist eine Diskussion „auf Augenhöhe" zu erwarten, Widerstände können sich daraus ergeben, dass im Projektteam kein Mediziner Mitglied ist. In allererster Linie kommt es jedoch darauf an, eine valide Vertrauensbasis zu schaffen.

In der nächsten Phase, die Freimut „*Visionen und Ziele*" nennt, wird ein gemeinsames und weitgehend übereinstimmendes Verständnis für das Projekt angestrebt. Es muss klar herausgestellt werden, dass es sich um eine gesetzliche Anforderung handelt, es also zur Durchführung keine Alternative gibt und dass sich die OE auf alle Arbeitsbereiche auswirken wird. Es hängt viel davon ab, dass die Betroffenen jetzt „mitgenommen" werden. Günstig ist es vielleicht herauszustellen, wo bislang Übergaben oder Prozesse nicht so recht funktioniert haben (die Schlussfolgerung sollte man den Betroffenen überlassen), und hier Besserung in Aussicht zu stellen. Kurzum, das Projekt soll zum Projekt der Betroffenen werden.

---

6 [Fr2012], „Phasen des Wandels", 29 ff.

In der *Bestandsaufnahme und Diagnose*-Phase, die sich nun anschließt, werden möglichst viele Informationen über die sozialen Systemen, die Problemfelder, die Strategien und Kulturen in den einzelnen Bereiche erhoben. Das ist insbesondere deshalb eine Herausforderung, weil hier so viele unterschiedliche medizinische Fachrichtungen vertreten sind (Allgemeinmedizin, Orthopädie, Innere Medizin, HNO, Zahnmedizin, Radiologie, Urologie). Hinzu kommen noch die Apotheke, das Labor, Psychologie und Heilpraktiker sowie die Verwaltung. Bereits in den medizinischen Fachrichtungen herrschen weitreichende kulturelle Unterschiede; die Abstimmung mit den weiteren genannten Bereichen wird sich ebenfalls nicht weniger problematisch gestalten. Hier werden sowohl Einzel- als auch Gruppeninterviews zunächst in homogenen, dann aber auch in heterogenen Gruppen geführt werden müssen. Am Ende des Prozesses wird ein Workshop mit allen Beteiligten stehen, in dem die Ergebnisse präsentiert werden. Es wird <u>gemeinsam</u> ein für alle tragfähiger Lösungsansatz erarbeitet, damit nicht vorschnell naheliegende, vorhandene oder opportune Lösungen festgelegt werden, die später keine allgemeine Akzeptanz finden.

Aus dem Spannungsverhältnis zwischen formulierten Visionen einerseits und den Ergebnissen der Diagnosephase andererseits ergeben sich die relevanten Handlungsfelder. Es müssen also *Handlungskonzepte* erarbeitet und mit einer *Umsetzungsplanung* unterlegt werden. Es kommen erneut klassische Projektmanagement-Methoden zum Einsatz (Projektplanung und -controlling). Der erarbeitete Projektplan sollte jedoch einerseits nicht zu starr sein, um auf Unvorhergesehenes besser reagieren zu können. Andererseits bietet sich die Durchführung einer Kraftfeldanalyse an, insbesondere weil die Belegschaft des MVZ sehr heterogen ist. Aus der Kraftfeldanalyse ergibt sich, welche beteiligten Kräfte eher hindernd oder fördernd wirken, sodass die Planung darauf ausgerichtet werden kann. Wegen eben jener Heterogenität bietet sich als Einstieg auch die Flecken- oder Inselstrategie an, um mit dem Veränderungsprozess zu beginnen. Hier kann in kleinen Einheiten zunächst geprüft werden, ob die erarbeiteten Konzepte zum Erfolg führen.

Sobald die ersten Prozesse sich in der Umsetzung befinden, beginnt als letztes die *Auswertung*. In dieser wird über Daten- und Informationserhebung, gemeinsamen Dialog und Steuerung die Funktionalität der Prozesse laufend geprüft. Diese Phase geht über in den kontinuierlichen Verbesserungsprozess, der als eine dauerhafte Einrichtung zu verstehen ist.

2 Innovationscharakter der OE im MVZ

Bei der Einführung des Qualitätsmanagements handelt es sich ja um eine Innovation für das MVZ.

Beschreiben Sie anhand der Arten der Innovationen und ihrer Differenzierung, welchen Charakter diese Innovation hat. Begründen Sie Ihre Auffassung!

Die Arten von Innovationen sind naturgemäß sehr vielfältig und auch in der Literatur weidlich behandelt.

Durchgesetzt hat sich mittlerweile die Festlegung auf vier Arten der Innovation[7], nämlich

- Produktinnovation,
- Prozess- oder Verfahrensinnovation,
- strukturelle bzw. organisatorische Innovation und
- kulturelle bzw. soziale Innovation.

Granig führt noch weitere Unterscheidungsmerkmale wie Auslöser, Umfang, Grad und Bezugseinheit der Innovation zur Differenzierung ein[8], welche in den Ausführungen Berücksichtigung finden.

2.1 Produktinnovation

Als Produkt im Kontext der Produktinnovation wird das marktfähige Produkt verstanden, das das Unternehmen am Markt anbietet. Es zeichnet sich aus durch den Produktkern, das Produktäußere und die Zusatzerkmale[9].

Eine absolute Innovation liegt vor, wenn es ein Produkt mit diesen Merkmalen am Markt noch gar nicht gibt, eine relative Produktinnovation ist gegeben, wenn es dieses bereits gibt, das Unternehmen es jedoch bislang nicht produziert.

Unter den Begriff fallen ebenfalls Produktvariationen (unterschiedliche Ausprägungen des gleichen Produktes) und Produktoptimierung (Verbesserung eines wesentlichen Produktmerkmals).

2.2 Verfahrensinnovation

Unter Verfahrensinnovationen sind Prozessveränderungen zu verstehen, die nach außen, d. h. für den Markt, sichtbar sind. Es geht also um Prozesse der Leistungserstellung. Beispiele dafür sind Veränderungen in der Garantieabwicklung und in der medizinischen Leistungserbringung.

---

7 vgl. [Fr2012B], S. 4 bzw. [VaBu2005], S. 71 ff.
8 [Gr2012], S. 24
9 vgl. [VaBu2005], S. 73

2.3 Strukturelle Innovation

Strukturelle Innovationen wirken sich auf die Ablauf- bzw. Aufbauorganisation im Unternehmen aus. Änderungen am Organigramm, Verschlankung der Hierarchie oder Änderung eines Genehmigungsprozesses sind Beispiele für strukturelle Innovation. Strukturelle Innovationen beziehen sich oft auf die Zusammenarbeit zwischen unterschiedlichen Abteilungen und Hierarchieebenen.

2.4 Soziale Innovation

Die soziale oder kulturelle Innovation betrifft die Menschen, die in der Organisation arbeiten. Gegenstand sind Unternehmenskultur, Führungsverhalten, Mitarbeiterzufriedenheit, aber auch innere Einstellung, Verbindlichkeit, Dienstleistungsmentalität und Ähnliches. Die Erneuerung oder Schaffung eines Leitbildes sowie eines Visions/-Missionstatements sollten immer auch zu einer sozialen bzw. kulturellen Innovationen im Unternehmen führen.

Im hier behandelten MVZ soll Qualitätsmanagement eingeführt werden. Wie bereits oben ausgeführt, hat Qualitätsmanagement zum Inhalt, Prozesse nachvollziehbar zu definieren und messbar zu machen[10].

Um zu prüfen, ob ein Prozess definiert ist, muss dieser niedergeschrieben sein. Das bedeutet in der Praxis, dass man sich Gedanken darüber machen muss, wer am Prozess beteiligt ist und unter welchen Bedingungen wie gehandelt wird. Alternativen und Optionen müssen formuliert werden. Da der Prozess auch gesteuert und überwacht werden soll, müssen Mechanismen greifen, die die Prozessergebnisse dokumentieren.

In diesem multidisziplinären MVZ sind viele und komplexe Prozesse anzutreffen. So ist beispielsweise festzulegen, wie die Interaktion mit dem Patienten geschieht. Was passiert beim Empfang des Patienten, wer ist zuständig, wie geschieht die Weiterleitung an den zuständigen Arzt, wie erfolgt die (interne oder externe) Überweisung, wie die Entlassung und die Abrechnung? Dieses dürfte der primäre Leistungsprozess des MVZ sein.

Diese Prozesse sind im MVZ bereits existent. Täglich werden Patienten behandelt, empfangen, Fälle abgerechnet usw. Insofern ändert sich durch die

---

10 Das „Gabler kompakt Lexikon Wirtschaft" definiert Qualitätsmanagement als „Planung, Steuerung und Überwachung der Qualität eines Prozesses bzw. Prozessergebnisses, die die Qualitätsplanung, -lenkung, -prüfung, -verbesserung und -sicherung umfasst.(S. 432)

Einführung des QM nichts am Leistungsprozess, sondern lediglich an der internen Organisation. Die Prozesse werden schriftlich niedergelegt und sind somit verbindlich für die Beteiligten. Diese müssen die Prozesse kennen und dokumentieren, damit jene später gemessen und gesteuert werden können. Es handelt sich insoweit gemäß dem oben genannten Innovationsarten um eine strukturelle bzw. organisatorische Innovation.

Überdies bewirkt das Niederschreiben eines Prozesses oft, dass man sich mit diesem - vielleicht sogar erstmalig - bewusst auseinandersetzt. Vielfach hat dies ein Überdenken der Vorgehensweise zur Folge, was wiederum in praxi eine Veränderung des Prozesses nach sich zieht. Das wäre dann eine Produktinnovation[11].

3 Teamkonstitution

Bewerten Sie die Zusammensetzung des Teams hinsichtlich der im Innovationsprozess notwendigen Fähigkeiten. Begründen Sie Ihre Auffassung!

Welche Widerstände können sich aus der Zusammensetzung des Teams ergeben (mindestens zwei mit Begründung!)?

Betrachtet man die Zusammensetzung des Teams, so fällt wohl als erstes auf, dass kein Mediziner diesem angehört. Das Team besteht hinsichtlich der Qualifikationen aus einem Gesundheitsökonomen, einer Arzthelferin und einem Psychotherapeuten, während weder die Ärzte noch der Apotheker berücksichtigt wurden.

Es stellt sich also die Frage, was macht ein gutes Team aus, und welche Fähigkeiten werden benötigt, damit ein erfolgreicher Projektverlauf begünstigt wird?

Welche Eigenschaften die Teammitglieder jedenfalls nicht haben sollten, stellt Kanter in einer eindrucksvollen und plakativen Übersicht der „10 Regeln zur Blockierung von Innovationen"[12] dar, aus denen zwei exemplarisch zitiert werden sollen:

1. „Kontrolliere alles sorgfältig. Stelle sicher, dass alles, was gezählt werden kann, regelmäßig gezählt wird."

---

11 Diesen engen Zusammenhang stellt Granig ebenfalls heraus, auch wenn er andersherum argumentiert und feststellt, dass eine Produktinnovation häufig eine Sozialinnovation mit sich bringt. [Gr2012], S. 26
12 [Ka1983], S 100 f.

2. „Fälle Entscheidungen zur Reorganisation heimlich, und überfalle die Mitarbeiter damit unerwartet."[13]

Gerade in der kreativen Phase ist eben nicht alles, was besprochen und bedacht wird, bereits bis ins Kleinste definiert und geregelt. Diesem Umstand widmet sich die erste Aussage: es braucht Menschen, die in der Lage sind, abstrakt zu denken und offen an Unbekanntes heranzugehen.

Wie bereits oben erläutert, steht und fällt ein Veränderungsprozess mit der Akzeptanz bei den Betroffenen. Insofern ist Transparenz nicht nur eine Option, sondern eine unerlässliche Bedingung. Insofern sind weder heimliche Entscheidungen, noch überraschende Verkündigungen geeignete Mittel im Veränderungsprozess.

Schumpeter spricht vom Unternehmer und vom Wirt, wenn er das mehr oder weniger innovative Individuum beschreibt[14], Freimuth selbst argumentiert mit Sherlock Holmes und Watson, um die wirksamen „Komponenten" im Innovationsprozess zu erläutern[15], und Verf. erlaubt sich die eigene Formulierung von „Kreativ" und „Regulativ" für die erfolgreiche Innovation und deren Umsetzung. D.h., die Idee muss zunächst einer kritischen Betrachtung unterzogen werden, damit sie reifen kann, um dann umgesetzt zu werden.

Person B wird als innovativ beschrieben, sie managed den Empfang und ist in der Lage, ihre Ideen auch zu erläutern.

Person C ist Therapeut und kann gemäß der Beschreibung Situationen messerscharf hinterfragen und analysieren.

Mit der dem Assistenten eigenen Durchsetzungsfähigkeit, die ihm in der Aufgabe attestiert wird, ist das Team komplett; es sind kreative, reflexive und durchsetzungsstarke Kräfte vorhanden. Doch wie bei jeder Entscheidung sind auch kritische Momente in der Teamzusammensetzung zu berücksichtigen. Diesen widmet sich der folgende Abschnitt.

Bei aller Nachvollziehbarkeit und Logik der Teamzusammensetzung sind auch Widerstände zu erwarten, die sich genau auf die Personalauswahl für das Team beziehen.

---

13 eigene Übersetzung aus dem englischen nach Kanter, a.a.O.
14 [Schp1926] in [Fr2012B], S. 16
15 Freimuth ebd.

Einer der Kritikpunkte wird sicher sein, dass keine Mediziner ins Team berufen wurden. Die Ärzte stellen acht Mitarbeiter im gesamten MVZ und sind in sofern eine relevante Größe. Mangelnder Sachverstand und fehlende Fach- und Situationskenntnisse könnten attestiert werden. Und selbst wenn nicht auf mangelnde Fachkenntnis erkannt wird, würde doch kritisiert werden, dass wesentliche Leistungsbereiche im Team nicht repräsentiert sind.

Kritik könnte auch in Bezug auf die Teamgröße geäußert werden. Bei der Vielfalt der vorhandenen Disziplinen und Leistungsbereiche im MVZ, könnte angenommen werden, dass wesentliche Einflüsse und Informationen bei den Überlegungen nicht berücksichtigt werden können.

Letztlich wäre vielleicht auch zu kritisieren, dass nur Mitglieder aus den unteren Hierarchieebenen des MVZ im Team vertreten sind, sodass die Durchsetzbarkeit und die Relevanz des Projektes falsch verstanden oder dargestellt werden könnte.

Literaturverzeichnis

[BeGa2008] Bergmann, Rainer, Garrecht, Martin, Organisation und Projektmanagement, 2008

[Fr2012B] Freimuth, Joachim, Innovationen in Organisationen, 2012

[Fr2012] Freimuth, Joachim, Organsationsentwicklung, 2012

[Gr2012] Granig, P., Innovationsrisikomanagement im Krankenhaus: [...], 2012

[Ka1983] Kanter, R. M., The Change Masters: Corporate Entrepreneurs at Work, 1983

[Ki2005] Kirchler, Erich, Meier-Pestl, Katja, Hofman, Eva, Arbeits- und Organisationspsychologie, 2005

[McG1960] Mc Gregor, Douglas, The human side of enterprise, 1960

[Ri1994] Richter, M., Organisationsentwicklung: [...], 1994

[Schp1926] Schumpeter, J., Theorie der wirtschaftlichen Entwicklung, 1926

[VaBu2005] Vahs, D, Burmester, R., Innovationsmanagement, Von der Produktidee zur erfolgreichen Vermarktung, 2005

[Va2007] Vahs, Dietmar, Organisation - Einführung in die Organisationstheorie und -praxis, 2007

Abbildungsverzeichnis

Abbildung 1: XY-Theorie nach McGregor mit Wirkanalyse, [Ki2005], S. 111...................................2
Abbildung 2: Erfolgs- und Misserfolgsfaktoren in Veränderungsprozessen [BeGa2008], S. 201......3

BEI GRIN MACHT SICH IHR WISSEN BEZAHLT

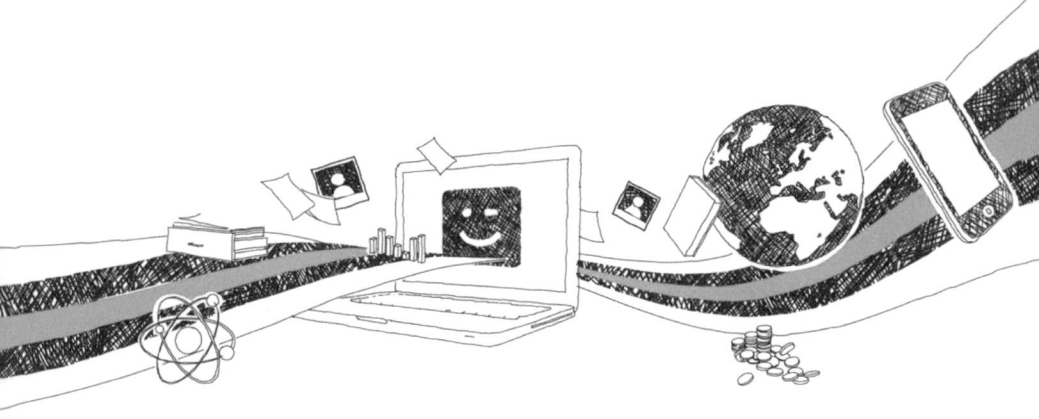

- Wir veröffentlichen Ihre Hausarbeit, Bachelor- und Masterarbeit

- Ihr eigenes eBook und Buch - weltweit in allen wichtigen Shops

- Verdienen Sie an jedem Verkauf

Jetzt bei www.GRIN.com hochladen und kostenlos publizieren

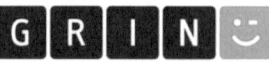